BEI GRIN MACHT SICH IHR WISSEN BEZAHLT

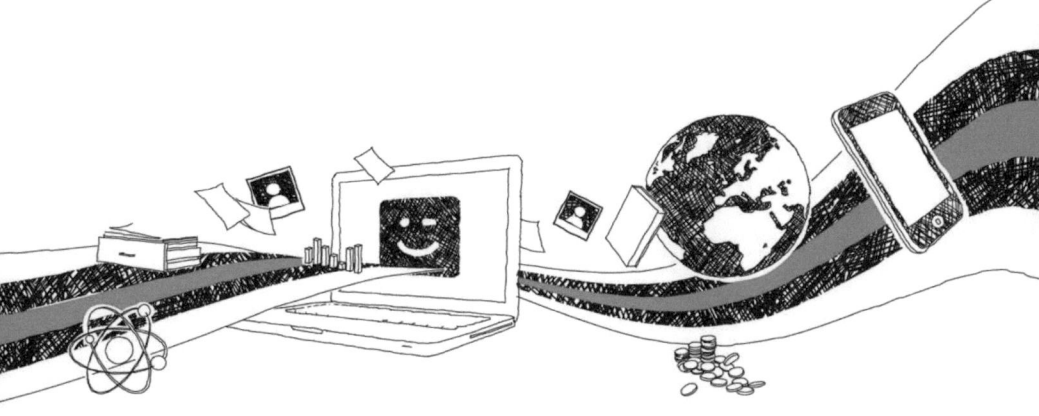

- Wir veröffentlichen Ihre Hausarbeit,
  Bachelor- und Masterarbeit

- Ihr eigenes eBook und Buch -
  weltweit in allen wichtigen Shops

- Verdienen Sie an jedem Verkauf

Jetzt bei www.GRIN.com hochladen und kostenlos publizieren

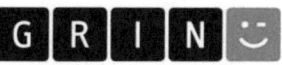

Qualitätssicherung im Krankenhaus. Mindestmengen für planbare medizinische Eingriffe

Michelle Tscherwinski

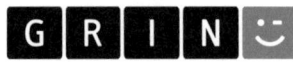

Bibliografische Information der Deutschen Nationalbibliothek:

Die Deutsche Nationalbibliothek verzeichnet diese Publikation in der Deutschen Nationalbibliografie; detaillierte bibliografische Daten sind im Internet über http://dnb.d-nb.de abrufbar.

ISBN: 9783346918048
Dieses Buch ist auch als E-Book erhältlich.

Druck und Bindung: Books on Demand GmbH, Norderstedt Germany
Gedruckt auf säurefreiem Papier aus verantwortungsvollen Quellen

Das vorliegende Werk wurde sorgfältig erarbeitet. Dennoch übernehmen Autoren und Verlag für die Richtigkeit von Angaben, Hinweisen, Links und Ratschlägen sowie eventuelle Druckfehler keine Haftung.

Das Buch bei GRIN: https://www.grin.com/document/1377388

Hochschule Fresenius

Fachbereich onlineplus

Studiengang: M. A. Management im Gesundheitswesen

Projektarbeit

Qualitätssicherung im Krankenhaus –

Mindestmengen für planbare medizinische Eingriffe

Was sind Mindestmengen und wie sollen diese die Qualität in Krankenhäusern sichern?

Michelle Tscherwinski

Modul: Qualitätsmanagement im Gesundheitswesen

Abgabedatum: 16.07.2023

Inhaltsverzeichnis

Tabellenverzeichnis

1 Einleitung

Die Thematik der Qualitätssicherung im Gesundheitswesen, allen voran im stationären Krankenhausbereich, ist in aller Munde und gilt als entscheidende Voraussetzung für ein leistungsfähiges Gesundheitssystem in Deutschland. Aber wie genau lässt Qualität sich messen? Zu allererst müssen Ansprüche und Indikatoren, die Qualität messbar machen sollen, festgelegt und benannt werden. Nur so kann Qualität gemessen und auf lange Sicht weiter gesichert und verbessert werden. Die Grundanforderungen an Qualitätssicherung in Deutschlands Krankenhäusern sind im Gesetz geregelt (Bundesministerium für Gesundheit, 2023). Auch die Thematik „Pay for Performance", also die Vergütung je nach Zielerfolg der Behandlung des Patienten, ist seit Jahren für die stationäre Versorgung Deutschlands in der Diskussion (AOK-Bundesverband, 2023). Mindestmengen, mit ihren gesetzlichen Vorgaben und Regelungen, stellen ein relativ neues Instrument zur Qualitätssicherung im stationären Sektor dar. Mindestmengen geben den Krankenhäusern eine minimale Durchführungshäufigkeit bestimmter Leistungen vor. So soll verhindert werden, dass Krankenhäuser Gelegenheitsleistungen am Patienten ohne die nötige Erfahrung und Expertise erbringen (AOK-Bundesverband, 2023). Die gesetzlichen Mindestmengen-Regelungen bergen hierbei neben Chancen und Vorteilen auch Risiken und Nachteile, die in der anstehenden Projektarbeit genauer untersucht werden. Weiter werden Mindestmengen definiert und ihre Rolle in der Qualitätssicherung in Krankenhäusern beleuchtet.

2 Methodisches Vorgehen und Aufbau der Arbeit

Im folgenden Abschnitt wird das methodische Vorgehen, sowie der Aufbau der vorliegenden Projektarbeit beschrieben. Bei wissenschaftlichen Arbeiten gibt es viele verschiedene Vorgehensweisen. Das Ziel ist hierbei immer, die im Rahmen der wissenschaftlichen Arbeit gestellte Forschungsfrage für den Leser nachvollziehbar zu beantworten. In der hier vorliegenden Projektarbeit wurde sich für ein induktives Vorgehen entschieden. Aus den Ergebnissen zur Problemstellung werden generelle Erkenntnisse abgeleitet. Strukturen und Zusammenhänge können so sichtbar gemacht und eine Theorie geschlussfolgert werden. Induktive Verfahren, so wie in der vorliegenden Projektarbeit angewandt, tragen zur Bildung von Theorien bei (Empirio, 2023). Um die in der vorliegenden Projektarbeit gestellte Forschungsfrage „Was sind Mindestmengen und wie sollen diese die Qualität in Krankenhäusern sichern?" erfolgreich zu beantworten, wurde zu allererst eine umfassende Literaturrecherche durchgeführt. Hierfür wurde die Online-Bibliothek der Hochschule und das Internet genutzt. So konnten umfassende und zum Thema passende Informationen und Daten gesammelt werden. Zum Forschungsthema findet sich ausreichend aktuelle Fachliteratur. Die zur Projektarbeit passenden Informationen wurden organisiert, sortiert und im Anschluss daran aufbereitet. Nach der Einleitung und dem Abschnitt Methodisches Vorgehen und Aufbau der Arbeit wird die Einrichtung Krankenhaus definiert und die unterschiedlichen Arten von Krankenhäusern in Deutschland benannt. Im Anschluss wird auf Qualitätsmanagement im Krankenhaus eingegangen. Danach wird sich der Thematik der Mindestmengen gewidmet. Die Begrifflichkeit der Mindestmengen wird definiert, ihre gesetzlichen Regelungen intensiv beleuchtet und abschließend die Chancen und Risiken der Mindestmengen analysiert, erarbeitet und benannt. Es folgt eine Zusammenfassung inklusive Fazit und kurzem Ausblick. Das Ziel der anstehenden Projektarbeit ist es, den Begriff Mindestmengen im stationären Kontext im Detail zu erklären und zu erläutern wie diese gesetzliche Vorgabe die Qualität in den Krankenhäusern Deutschlands sicherstellen soll. Weiter werden die Chancen und Risiken für Krankenhäuser und Patientinnen und Patienten, die sich aus der Mindestmengen-Regelung ergeben, untersucht und benannt. So kann schlussendliche eine Theorie geschlussfolgert werden.

3 Krankenhäuser in Deutschland

Jeder Bürger in Deutschland, weiß was unter der Einrichtung Krankenhaus zu verstehen ist und muss mit ziemlich hoher Wahrscheinlichkeit im Laufe seines Lebens eines der insgesamt 1.887 Krankenhäuser Deutschlands (Stand 2023) aufsuchen (Radtke, R., 2023). Im Folgenden wird definiert, was ein Krankenhaus dem Gesetz nach ist, welche Aufgaben es zu erfüllen hat, welche Arten von Krankenhäusern es aktuell in Deutschland gibt und was unter dem Begriff Qualitätsmanagement im Krankenhaus zu verstehen ist.

3.1 Definition und Arten von Krankenhäusern

Ein Krankenhaus zeichnet sich laut dem 1972 eingeführten Krankenhausfinanzierungsgesetz dadurch aus, eine Einrichtung zu sein, in der durch ärztliche und pflegerische Hilfeleistungen Krankheiten, Leiden und Körperschäden am Patienten festgestellt, geheilt und gelindert werden. Weiter wird in Krankenhäusern Geburtshilfe geleistet und zu versorgende Personen verpflegt und darüber hinaus untergebracht. Das Leistungsspektrum von Krankenhäusern umfasst neben der Diagnostik, Pflege und Therapie auch Unterkunft und Verpflegung (Schlüchtermann, J., 2016, S. 29).

Einen weiteren gesetzlichen Rahmen gibt das Sozialgesetzbuch Fünf vor. Dort heißt es Krankenhäuser sind Einrichtungen, die der Krankenhausbehandlung oder Geburtshilfe dienen, unter einer fachlichen ärztlichen Leitung stehen, ihrem Versorgungsauftrag gerecht werden, mit entsprechenden diagnostischen und therapeutischen Möglichkeiten und nach wissenschaftlich anerkannten Methoden arbeiten. Es steht jederzeit neben einer eigenen Krankenhausverwaltung, ärztliches Personal, pflegerisches Personal und medizinisch-technisches Personal zur Verfügung, welches durch Hilfeleistungen Krankheiten von Patientinnen und Patienten erkennen und heilen kann, Verschlimmerungen von Krankheiten verhüten kann, Krankheitsbeschwerden lindern oder Geburtshilfe leisten kann. In einem Krankenhaus können Patientinnen und Patienten stationär untergebracht und verpflegt werden. Die Behandlung in einem Krankenhaus kann vor-, nach-, teil- oder vollstationär erfolgen, sowie stationsäquivalent und ambulant (Schlüchtermann, J., 2016, S. 30).

In Deutschland werden Krankenhäuser in drei verschiedene Arten, beziehungsweise Kategorien, eingeteilt. Es wird hierbei zwischen Hochschulkliniken, Allgemeinkrankenhäusern und Fachkrankenhäusern unterschieden. Allgemeinkrankenhäuser sind Einrichtungen, die die oben erläuterten Voraussetzungen für ein Krankenhaus nach dem Krankenhausfinanzierungsgesetz und Sozialgesetzbuch Fünf erfüllen, ohne dass eine bestimmte medizinische Fachdisziplin im Vordergrund steht. Fachkrankenhäuser hingegen widmen sich überwiegend einer festgelegten Fachrichtung. Hochschulkliniken, die auch Universitätskliniken genannt werden, sind Krankenhäuser die an die medizinische Fakultät einer Universität angegliedert sind. Neben der medizinischen Behandlung von Patientinnen und Patienten wird an Hochschulkliniken auch Forschung und Lehre betrieben (Busse, R., Schreyögg, J. & Stargardt, T., 2017, S. 50-52).

Weiter werden Krankenhäuser nach der Art ihrer Trägerschaft unterteilt. Für viele Managementfragen ist dies die wichtigste Unterscheidung. Träger ist, wer über die Kapital- und Stimmenmehrheit verfügt und das Krankenhaus betreibt und bewirtschaftet. Es gibt in Deutschland drei verschiedene Arten von Trägerschaften bei Krankenhäusern: die öffentliche Trägerschaft, die freigemeinnützige Trägerschaft und die private Trägerschaft (Schlüchtermann, J., 2016, S. 30). Als öffentliche Träger bezeichnet man hierbei Körperschaften des öffentlichen Rechts, wie zum Beispiel den Bund, das Land, den Landkreis oder die Stadt. Freigemeinnützige Träger sind zum Beispiel kirchliche Orden oder soziale Vereinigungen wie das Deutsche Rote Kreuz, die Barmherzigen Brüder oder eine Schwesternschaft. Private Träger sind natürliche oder juristische Personen, beispielsweise vermögende Einzelpersonen oder auch Aktiengesellschaften (Schlüchtermann, J., 2016, S. 31).

3.2 Qualitätsmanagement im Krankenhaus

Im Gesetz gibt es klare Vorgaben dazu, welche Aufgaben ein Krankenhaus zu erfüllen hat, welche Verpflichtungen für Krankenhäuser bestehen und welche Leistungen Krankenhäuser erbringen müssen. Die Qualitätsdimensionen dieser Leistungen hingegen, werden im derzeit vorherrschenden Vergütungssystem Diagnosis Related Groups nur als zu vernachlässigende Randbedingung berücksichtigt. Dies ist unter anderem der Tatsache geschuldet, dass Krankenhäuser ihre Erlöse aktuell allein über die Art und Menge an Leistungen steuern können, nicht aber nach ihrem Behandlungserfolg am Patienten. Das Vergütungssystem Diagnosis Related Groups, welches im Jahr 2003 in Deutschland verbindlich für alle Krankenhäuser eingeführt wurde, orientiert sich stets an den deutschen Durchschnittskosten und treibt die meisten Krankenhäuser so immer weiter in eine Verlustspirale. Kaum ein Krankenhaus schreibt mehr schwarze Zahlen, was auch immer wieder medienwirksam kommuniziert wird (Busse, R., Schreyögg, J. & Stargardt, T., 2017, S. 61). Überdurchschnittliche Qualität, welche im Regelfall auch überdurchschnittlichen Aufwand für die Krankenhäuser nach sich zieht, wird so nicht berücksichtigt oder gar ausreichend vergütet. Man kann also schlussfolgern, dass im gegenwärtigen Diagnosis Related Groups-Vergütungssystem keinerlei Anreize für eine hohe Versorgungsqualität für die Krankenhäuser vorhanden sind. Dies macht auf Dauer leider gesetzliche Vorgaben zu qualitätssichernden Maßnahmen notwendig. Der Gesetzgeber hat bereits erste Vorgaben und Regelungen zur Sicherung der Qualität für Patientinnen und Patienten im stationären Setting auf den Weg gebracht, beispielsweise die Pflicht zur Erstellung eines jährlichen Qualitätsberichtes, die Verpflichtung zum Aufbau hausinterner Qualitätsmanagementsysteme und die Vorgaben zu Mindestmengen bei bestimmten komplexen Leistungen (Busse, R., Schreyögg, J. & Stargardt, T., 2017, S. 61).

Seit den gesetzlichen Regelungen zur Qualitätssicherung in deutschen Krankenhäusern, sind Abteilungen des Qualitätsmanagements aus den Krankenhäusern nicht mehr wegzudenken. Diese Abteilungen sind dafür zuständig die Qualität der Patientenversorgung zu steigern und Maßstäbe für ein strukturiertes Controlling dieser zu setzen. Es werden Arbeits- und Behandlungsabläufe festgelegt und regelmäßig überprüft. Diese sollten stets effektiv und effizient sein. Qualitätsmanagement im Krankenhaus stellt einen wichtigen Ansatz zur Förderung der Patientensicherheit dar (Deutsche Krankenhausgesellschaft, 2023).

4 Mindestmengen im Krankenhaus

Mindestmengen als Instrument der Qualitätssicherung wurden im Jahr 2004, also ein Jahr nach der verpflichtenden Einführung des Diagnosis Related Groups-Vergütungssystems, durch den Gemeinsamen Bundesausschuss, kurz auch G-BA genannt, festgelegt und müssen bei bestimmten planbaren stationären Leistungen angewandt werden (Verband der Ersatzkassen, 2023).

Die gesetzlichen Grundlagen für die Mindestmengen finden sich im § 136 b Absatz 1 Nr. 2 und Absatz 3 und 4 des Sozialgesetzbuches Fünf wieder (Verband der Ersatzkassen, 2023). Präzisiert wird das Gesetz durch die am 12. April 2018 in Kraft getretene Verfahrensordnung des Gemeinsamen Bundesausschusses, Abschnitt zwei im 8. Kapitel (Deutsche Krankenhausgesellschaft, 2023).

Die Mindestmengen-Vereinbarung sieht Mindestmengen für bestimmte planbare Leistungen je Arzt, beziehungsweise je Krankenhausstandort vor und definiert darüber hinaus auch anerkannte Ausnahmetatbestände (Busse, R., Schreyögg, J. & Stargardt, T., 2017, S. 63). Mindestmengen definieren somit eine minimale Durchführungshäufigkeit für bestimmte, planbare, stationäre, komplexe Leistungen. So wird die nötige Erfahrung und Expertise für bestimmte, komplexe Leistungen sichergestellt. Der Mindestmengen-Katalog zählt bis dato folgende Leistungen auf: Lebertransplantation, Nierentransplantation, Komplexe Eingriffe an der Speiseröhre, Komplexe Eingriffe an der Bauchspeicheldrüse, Stammzelltransplantation, Kniegelenk-Totalendoprothesen, Thoraxchirurgische Behandlung von Lungenkrebs bei Erwachsenen, Chirurgische Behandlung von Brustkrebs und Versorgung von Früh- und Reifgeborenen mit einem Geburtsgewicht von unter 1.250 Gramm (Verband der Ersatzkassen, 2023). Jährlich werden neue Leistungen in den Mindestmengen-Katalog aufgenommen, allein zum 01.01.2023 wurden drei neue Leistungen in den Mindestmengen-Katalog aufgenommen, die die Krankenhäuser spätestens bis zum Jahr 2025 erfüllen müssen (Osterloh, F., 2022).

Die Zuständigkeit für die Weiterentwicklung des Mindestmengen-Kataloges liegt in Deutschland bei dem Gemeinsamen Bundesausschuss. Der Gemeinsame Bundesausschuss beauftragte ferner das Institut für Qualität und Wirtschaftlichkeit im Gesundheitswesen, kurz auch IQWiG genannt, Evidenzberichte zum Zusammenhang von Leistungsmenge und Ergebnisqualität zu erstellen. Die Regelungen zu den Mindestmengen stellen einen vergleichsweise umfassenden Eingriff in die deutsche Versorgungslandschaft dar und sind in ihrer Bewertung bei den einzelnen Akteuren höchst umstritten. Auch im Ausland, beispielsweise in den USA, finden sich ähnliche Regelungen wie in Deutschland zu Mindestmengen im stationären Setting des Gesundheitswesens (Busse, R., Schreyögg, J. & Stargardt, T., 2017, S. 63).

Bei den in der Mindestmengen-Vereinbarung aufgeführten stationären Leistungen nimmt man einen Zusammenhang zwischen der Durchführungshäufigkeit und der Behandlungsqualität an. Die Mindestmengen sollen die Wahrscheinlichkeit von Komplikationen und Todesfällen für die Patientinnen und Patienten senken und die Patientensicherheit so erheblich und spürbar erhöhen (Verband der Ersatzkassen, 2023). Das Ziel der Gesetzgeber ist es, dass besonders komplexe Eingriffe aus Gründen der Qualitätssicherung nur von Krankenhäusern durchgeführt werden dürfen, deren Ärzteschaft ausreichend Erfahrung besitzt und diese auch vorweisen kann (Gemeinsamer Bundesausschuss, 2023). Ausschlaggebend dafür, ob ein Krankenhaus die Mindestmengen erfüllt, sind die vom Krankenhaus fristgerecht an die Krankenkassen übermittelten Fallzahlen des Vorjahres, sowie individuelle Begründungen der Krankenhäuser – diese werden auch Ausnahmetatbestände genannt. Für anzuerkennende Ausnahmetatbestände gibt es klare Regeln. Erfüllt ein Krankenhaus die Mindestmengen nicht, entsteht ein sofortiges Erbringungsverbot für die Leistung und der Vergütungsanspruch für das Krankenhaus entfällt. Auch versicherungstechnisch kann es bei einer weiteren Erbringung der Leistung ernsthafte Probleme für das Krankenhaus und den praktizierenden Arzt nach sich ziehen (Verband der Ersatzkassen, 2023). Die Mindestmengen-Vorgaben sollten auf lange Sicht zu einer stärkeren Spezialisierung der Krankenhäuser führen und zu einer Konzentration von besonders komplexen Leistungen an Krankenhäusern (Osterloh, F., 2022).

Im folgenden Teil der vorliegenden Projektarbeit werden Mindestmengen als Qualitätsindikator beleuchtet, es wird auf die aktuellen gesetzlichen Regelungen näher eingegangen und abschließend werden die Chancen und die Risiken von verbindlichen Mindestmengen-Vorgaben für die Akteure näher untersucht und beleuchtet.

4.1 Mindestmengen als Qualitätsindikator

Wie bereits erläutert, gelten die gesetzlichen Mindestmengen-Vorgaben als Qualitätsindikatoren, die die Sicherheit der Patientinnen und Patienten erhöhen sollen (Osterloh, F., 2022). Laut dem IQTIG, dem Institut für Qualitätssicherung und Transparenz im Gesundheitswesen, sollen Qualitätsindikatoren im Gesundheitswesen folgende Kriterien erfüllen: Patientensicherheit erhöhen, Reife in Regelbetrieb, Risikoadjustierung, Evidenz und inhaltliche Überprüfung (IQTIG, 2018, S. 17).

Krankenhäuser, die die gesetzlich vorgegebenen Mindestmengen erfolgreich einhalten, haben ein nachweislich geringeres Komplikationsrisiko für die Patienten. Weiter sinkt die Sterblichkeit der Patientinnen und Patienten verglichen mit Krankenhäusern, die die vorgegebenen Mindestmengen unterschreiten. Ganz nach dem Motto „Übung macht den

Meister" werden Zusammenhänge zwischen der Erfahrung der Ärzte und dem Ergebnis der Leistung am Patienten geschlossen. Ärzte und Krankenhäuser mit einem hohen Behandlungsvolumen von einer bestimmten Leistung, haben im Regelfall bessere Ergebnisse bei dieser Leistung, als Ärzte und Krankenhäuser mit einem geringeren Behandlungsvolumen dieser Leistung. Wenn ein Krankenhaus einen Eingriff nur alle zwei Wochen ausführt, beziehungsweise ausführen kann, sollte nicht von einer Routine dieser Leistung gesprochen werden. Man geht davon aus, dass dann kein interdisziplinäres Fachteam in diesem Krankenhaus zur Verfügung steht. Eine gute Behandlung für die Patienten ist aber nur dann möglich, wenn alle beteiligten Gesundheitsberufe in einem interdisziplinären Ansatz zusammenkommen und den Patienten von der Diagnose bis zur Nachsorge begleiten. Gerade bei komplexen Erkrankungen wie beispielsweise bei der Erkrankung Brustkrebs ist dies von enormer Wichtigkeit, ebenso wie eine ausreichende Erfahrung aller Beteiligten (Osterloh, F., 2022).

4.2 Mindestmengen-Regelungen

In den gesetzlichen Regelungen zu Mindestmengen des Gemeinsamen Bundesausschusses ist definiert, welche Leistungen Mindestmengen unterliegen und in welchem Fall ein Krankenhaus die planbare Leistung, zu der es festgelegte Mindestmengen gibt, erbringen darf. Dies ist dann der Fall, wenn die gesetzlich festgelegte Mindestmenge im jeweils folgenden Kalenderjahr aufgrund berichtigter und realistischer Mengen-Erwartungen seitens des Krankenhauses, also einer Schätzung, aller Voraussicht nach erreicht wird. Die Krankenhäuser müssen diese Prognose gegenüber den Landesverbänden der Krankenkassen jährlich darlegen. Die Prognose muss hierfür fristgerecht und korrekt per Datenträger elektronisch an die Krankenkassen übermittelt werden. Meldungen in Papierform, wie sie bis zum Jahr 2022 üblich waren, müssen von den Krankenkassen nicht mehr berücksichtigt werden (Gemeinsamer Bundesausschuss, 2023).

Eine Leistung, die einer Mindestmenge unterliegt, darf ausnahmsweise dann erbracht werden, wenn ein Krankenhaus die Leistung erstmalig oder nach einer längeren Pause erneut erbringen möchte (Gemeinsamer Bundesausschuss, 2023). Dies könnte beispielsweise dann der Fall sein, wenn ein neuer Arzt, der diese Art von Leistung erbringen kann und möchte, im Krankenhaus neu eingestellt wird oder wenn eine neue Station mit einer neuen Fachrichtung im Krankenhaus eröffnet wird. Wird für eine stationäre, planbare Leistung neu eine Mindestmenge festgelegt, gilt für die Krankenhäuser eine Übergangsfrist von zwölf Monaten, in der die Mindestmenge nicht in voller Höhe erfüllt werden muss (Gemeinsamer Bundesausschuss, 2023).

Zum Verständnis, in welchen Dimensionen sich bei den Mindestmengen-Vorgaben bewegt wird, folgen die gesetzlich festgelegten Eingriffe mit der Höhe der Mindestmenge, welche in einem Jahr vom Krankenhaus zu erbringen ist in einer Tabelle.

Tabelle 1: Leistung mit Mindestmengen-Vorgabe und Höhe der vorgegebenen Mindestmenge pro Jahr

Leistung	Höhe der Mindestmenge/ Jahr
Komplexe Eingriffe am Organsystem Bauchspeicheldrüse bei Erwachsenen	20
Lebertransplantation	20
Nierentransplantation	25
Versorgung von Früh- und Reifgeborenen mit einem Aufnahmegewicht unter 1.250 Gramm	25
Komplexe Eingriffe am Organsystem Speiseröhre bei Erwachsenen	26
Allogene Stammzelltransplantation bei Erwachsenen	40
Kniegelenk-Totalendoprothesen	50
Thoraxchirurgische Behandlung von Lungenkrebs bei Erwachsenen	75
Chirurgische Behandlung von Brustkrebs	100
Koronarchirurgische Eingriffe	Bisher Aufnahme ohne konkrete Mindestmenge

Tabelle 1: eigene Darstellung, (Gemeinsamer Bundesausschuss, 2023)

Die Angaben je Mindestmenge beziehen sich immer je Standort eines Krankenhauses und nicht etwa auf den gesamten Krankenhaus-Konzern. Hat ein Krankenhaus also mehrere Standorte, muss es die Mindestmengen-Meldung an die Krankenkassen je Standort durchführen. Die Mindestmenge muss an jedem Standort, an dem die Leistung am Patienten erbracht wird, beziehungsweise erbracht werden soll, erreicht werden. Hat ein Krankenhaus also beispielsweise zwei Standorte und verfehlt an beiden Standorten knapp die Mindestmengen-Grenze, ist es sinnvoll die Ressourcen an einem Standort zu bündeln und die Mindestmengen-Leistung nur an einem der beiden Standorte zu erbringen - und dann auch zu erreichen.

Der Mindestmengen-Katalog wird jährlich aktualisiert. Erst im Jahr 2023 kamen wieder neue Leistungen hinzu, beispielsweise die Mindestmengen für die thoraxchirurgische Behandlung von Lungenkrebs bei Erwachsenen und die chirurgische Behandlung von Brustkrebs. Im Jahr 2019 wurden in 732 Krankenhäusern chirurgische Behandlungen des Brustkrebses durchgeführt. Nach der Einführung der Mindestmenge, zum Anfang des Jahres 2023, wird diese Art des Eingriffs nur noch an 355 Klinikstandorten in Deutschland erfolgen können. Bei der thoraxchirurgischen Behandlung des Lungenkrebses bei Erwachsenen wird es sogar zu einer noch stärkeren Reduktion von leistungsberechtigten Krankenhäusern kommen – von bisher 328 leistungserbringenden Krankenhäusern, zu nur noch 90 leistungserbringenden Krankenhäusern in Deutschland. Demzufolge verändert sich auch die Fahrtzeit für die Patienten zum nächstgelegenen Krankenhaus, welches diese Leistung erbringen darf – am Beispiel der thoraxchirurgischen Behandlung von Lungenkrebs bei Erwachsenen erhöht sich die Fahrtzeit zur nächstgelegenen Klinik von durchschnittlich 20 auf durchschnittlich 31 Minuten (Osterloh, F., 2022).

Der Gemeinsame Bundesausschuss ist das zuständige Gremium, um Änderungsbedarfe bei den Mindestmengen-Regelungen zu erkennen und schlussendlich auch zu beschließen (Deutsche Krankenhausgesellschaft, 2023). Ansonsten würden die Mindestmengen nur ein weiterer bürokratischer, zahnloser Papiertiger des Gesundheitswesens bleiben (Lang, H., Grimminger, P. P. & Meyer, H-J., 2022)

4.3 Chancen und Risiken von verbindlichen Mindestmengen-Vorgaben

Die gesetzlichen Vorgaben und Regelungen zu Mindestmengen im stationären Setting finden in der Krankenhaus-Szene nicht nur ihre Befürworter. Wie bei allem, finden sich auch bei den Mindestmengen-Vorgaben Chancen, sowie Risiken, auf die im folgenden Abschnitt näher eingegangen wird.

Mindestmengen-Regelungen erscheinen grundsätzlich als logisch und bieten eine weitere Chance, die Transparenz im Gesundheitswesen zu erhöhen. Lange Zeit wurde die geringe Transparenz des deutschen Gesundheitssystems von allen Seiten kritisiert.

Es gilt als unbestritten, dass die Anzahl der Eingriffe bei komplexen Prozeduren sich positiv auf den Behandlungserfolg auswirkt – wo wir bei dem größten Vorteil der gesetzlichen Mindestmengen-Vorgaben wären (Lang, H., Grimminger, P. P. & Meyer, H-J., 2022).

Mindestmengen im niedrigeren Bereich schließen eine sogenannte Gelegenheitsversorgung am Patienten aus und können so die Behandlungsqualität für den Patienten steigern und verbessern (Osterloh, F., 2022). Sehr hohe Mindestmengen-Vorgaben werden besonders von den Kostenträgern auf Seiten der Krankenkassen befürwortet, während die Krankenhausverbände ihren Unmut zeigen und zeitweise auch rebellieren.

Die Krankenkassen erfreuen sich an geringeren Kosten, wenn weniger Leistungen erbracht werden, den viele Krankenhäuser werden nach der Mindestmengen-Vorgabe von bestimmten Leistungserbringungen ausgeschlossen. Ein Nachteil ist, dass so für viele Patienten eine halbwegs wohnortnahe Versorgung verhindert wird. Ein Beispiel: Für thoraxchirurgische Eingriffe bei Lungenkrebs wird voraussichtlich kein einziges Krankenhaus im Bundesland Mecklenburg-Vorpommern die Mindestmengen erfüllen, was dazu führen wird, dass Patienten, die diesen Eingriff benötigen, von Mecklenburg-Vorpommern in ein anderes Bundesland fahren müssen, um sich ihrer Behandlung zu unterziehen (Osterloh, F., 2022).

Mindestmengen bringen, also gerade aus Sicht der Krankenhäuser und Ärzte, auch eine Reihe von Nachteilen mit sich. Da wären Fragen zur Weiterbildung der Ärzteschaft, das Recht der Patienten auf freie Arztwahl, sowie der Erhalt der Attraktivität des Berufsbildes Arzt im Krankenhaus. Die Fachgesellschaften der Ärzte haben diese Risiken schon länger im Fokus und verfolgen das Ganze mit großer Sorge (Lang, H., Grimminger, P. P. & Meyer, H-J., 2022).

Die Auswirkungen der Mindestmengen-Vorgaben auf die deutsche Kliniklandschaft sind gravierend und beeinträchtigen die Versorgung der Patientinnen und Patienten. Viele Bedenken hierzu sind nach wie vor noch ungeklärt. Wenn weniger Klinikstandorte bestimmte Leistungen erbringen dürfen, müssen Patienten länger auf ihre Termine warten und eine weitere Wegstrecke für ihre Behandlung zurücklegen. Eine weitere Fahrtstrecke ist bei planbaren Eingriffen am Patienten durchaus akzeptabel, allerdings auch das nur bis zu einem gewissen Maß - das eigene Bundesland möchten die wenigsten Patienten für eine Krankenhausbehandlung verlassen müssen, doch werden Mindestmengen leider nicht Bundesland-übergreifend geplant. Es gibt bisher keinen bundesweiten Mindestmengen-Krankenhausplan, der berücksichtigt, ob es in Deutschland Gegenden gibt, wo eine Mindestmengen-behaftete Leistung gar nicht mehr erbracht werden darf (Lang, H., Grimminger, P. P. & Meyer, H-J., 2022).

Zusammenfassend gibt es für die Patientinnen und Patienten einige Nachteile, die sich durch die Mindestmengen-Vorgaben ergeben. Dazu zählen verlängerte Transportwege, ein erschwerter Zugang zu Leistungen, Verlegungsrisiken und Einfluss auf die Auswahl der Therapie (Deutsche Krankenhausgesellschaft, 2023). Weiter kommt auch immer wieder das Thema der freien Arztwahl des Patienten auf. Nicht einmal im Einzelfall kann ein Patient bisher eine Mindestmengen-behaftete Leistung an einem Krankenhaus seiner Wahl erbringen lassen, welches die Mindestmengen nicht erfüllt. Das Krankenhaus würde sich anderenfalls strafbar machen (Lang, H., Grimminger, P. P. & Meyer, H-J., 2022).

Die Mindestmengen-Vorgaben werden von der Deutschen Krankenhausgesellschaft darüber hinaus als einschneidende Maßnahme im Hinblick auf die Freiheit der Berufsausübung bei Ärzten empfunden und als Blockade bei der ärztlichen Aus- und Weiterbildung. Die Deutsche Krankenhausgesellschaft würde andere Qualitätsverbesserungsmaßnahmen gegenüber den Mindestmengen bevorzugen (Deutsche Krankenhausgesellschaft, 2023).

5 Zusammenfassung und Fazit

Kaum einem Patienten sind sie bekannt, doch in der Krankenhaus-Szene höchst umstritten: Vorgaben zu Mindestmengen im stationären Setting.

Mindestmengen-Regelungen haben ein wichtiges Ziel – sollen sie doch dazu führen, dass komplexe Operationen und Behandlungen am Patienten nur in Krankenhäusern durchgeführt werden, die eine gewisse Erfahrung und Expertise mit bestimmten komplexen Behandlungen vorweisen können. So soll die Qualität der Behandlungen in Deutschlands Krankenhäusern verbessert und die Patientensicherheit erhöht werden.

Mindestmengen gibt es bis dato für zehn planbare, komplexe, stationäre Leistungen; wie zum Beispiel den Einbau von Knieprothesen, die Versorgung von Frühchen oder mehreren Organtransplantationen (Gemeinsamer Bundesausschuss, 2023).

Die Vorgaben zu Mindestmengen-Regelungen in Krankenhäusern bergen Chancen und Vorteile, sowie Risiken und Nachteile. Verschiedene Datenanalysen ergeben, dass Komplikationen und Todesfälle von Patienten eher in den Krankenhäusern auftreten, die die vorgegebenen Mindestmengen nicht erreichen (Science Media Center Germany, 2019). Es gibt also durchaus einen nachweisbaren Zusammenhang zwischen der Häufigkeit der Durchführung einer bestimmten Leistung und deren Behandlungserfolg und Ergebnisqualität für den Patienten - ganz nach dem Motto „Practice makes perfect". Dies gilt zum einen für den Operateur und zum anderen für das weitere restliche Team, welches aus den verschiedenen Gesundheitsberufen im Krankenhaus besteht. Diese müssen zusammenarbeiten und in einem interdisziplinären Ansatz eine grandiose Teamleistung am Patienten abgeben.

Die Bündelung von bestimmten hochkomplexen Leistungen an wenigen Krankenhäusern erzielt große Erfolge. Beispielsweise konnte in den Niederlanden seit Einführung einer Mindestmenge für Bauchspeicheldrüsen-Operationen die Sterblichkeit der Patienten halbiert werden. In anderen Ländern mit Vorgaben zu Mindestmengen konnten ähnliche Beobachtungen gemacht werden (Science Media Center Germany, 2019). Dies ist als große Chance der Mindestmengen-Vorgaben und -Regelungen zu sehen.

Zu den Risiken der Mindestmengen-Vorgaben zählen verlängerte Transport- und Fahrtwege für die Patientinnen und Patienten; ein erschwerter Zugang zu Leistungen für Patientinnen und Patienten; Verlegungsrisiken und der Einfluss auf die Auswahl der Therapie. Weiter besteht eine Einschränkung der freien Arztwahl für die Patientinnen und Patienten und es gibt ganze Landstriche und sogar Bundesländer, die bestimmte Leistungen gar nicht mehr erbringen dürfen, weil sie die vorgegebenen Mindestmengen nicht erfüllen. Dies führt dann selbstverständlich auch zu längeren Wartezeiten für die Patientinnen und Patienten, die eine Mindestmengen-behaftete Behandlung benötigen. Das Ganze trägt darüber hinaus nicht sonderlich zur Attraktivität des Berufes Arzt im Krankenhaus bei.

Als Ausblick lässt sich festhalten, dass Mindestmengen-Vorgaben die Krankenhaus-Szene weiter begleiten werden. Perspektivisch werden diese jährlich erweitert und verschärft werden, so dass sich komplexe Leistungen an wenigen spezialisierten Krankenhausstandorten bündeln werden. Die Anzahl der Krankenhausstandorte sinkt seit Jahren und auch die Mindestmengen werden, neben der neuen Krankenhausreform, ihren Anteil dazu beitragen. Qualität gewinnt auch im Gesundheitswesen immer mehr an Bedeutung, es ist also durchaus zu erwarten, dass immer mehr Maßnahmen zur Qualitätssicherung hinzukommen werden.

Literaturverzeichnis

Adam, D. (1972). *Krankenhäuser im Spannungsfeld zwischen medizinischen und ökonomischen Zielen* (2. Auflage). Wiesbaden: Gabler-Verlag.

Busse, R., Schreyögg, J. & Stargardt, T. (2017). Management im Gesundheitswesen (4. Auflage). Berlin: Springer-Verlag GmbH.

Lang, H., Grimminger, P. P. & Meyer, H.-J. (2022). Mindestmengenregelungen in der Chirurgie aus Sicht der Fachgesellschaft (DGCH). In: *Chirurg*, 93 (4).

o. A. (2023). AOK-Bundesverband. Die Gesundheitskasse. *Erläuterungen zur Mindestmengen-Transparenzkarte.* Verfügbar unter: https://www.aok-bv.de/engagement/mindestmengen/index_22789.html (29.06.2023)

o. A. (2023). AOK-Bundesverband. Die Gesundheitskasse. *Pay for Performance („P4P").* Verfügbar unter: https://www.aok-bv.de/lexikon/p/index_06435.html (08.07.2023).

o. A. (2023). Bundesministerium für Gesundheit. *Qualitätssicherung im Krankenhausbereich.* Verfügbar unter: https://www.bundesgesundheitsministerium.de/qualitaet-krankenhausversorgung.html (28.06.2023).

o. A. (2023). Deutsche Krankenhausgesellschaft. *Mindestmengen. Gesteigerte Behandlungsroutine als Instrument der Qualitätssicherung.* Verfügbar unter: https://www.dkgev.de/themen/qualitaet-hygiene-sicherheit/mindestmengen/ (28.06.2023)

o. A. (2023). Deutsche Krankenhausgesellschaft. *Qualitätsmanagement.* Verfügbar unter: https://www.dkgev.de/themen/qualitaet-hygiene-sicherheit/qualitaetsmanagement-risikomanagement/qualitaetsmanagement/ (09.07.2023).

o. A. (2023). *Empirio.* Verfügbar unter: https://www.empirio.de/empiriowissen/deduktive-und-induktive-forschung (30.06.2023)

o. A. (2023). Gemeinsamer Bundesausschuss. *Mindestmengen für planbare medizinische Eingriffe.* Verfügbar unter: https://www.g-ba.de/themen/qualitaetssicherung/vorgaben-zur-qualitaetssicherung/vorgaben-mindestmengenregelungen/ (28.06.2023).

o. A. (2018). IQTIG. *Planungsrelevante Qualitätsindikatoren. Prüfung der Ableitung aus Richtlinien zur Strukturqualität und Mindestmengenregelungen. Abschlussbericht.* Verfügbar unter: https://iqtig.org/dateien/berichte/2018/IQTIG_PlanQI-Folgeauftrag-1_Abschlussbericht_2018-04-27.pdf (10.07.2023).

o. A. (2019). Science Media Center Germany. *Mindestmengen im Krankenhaus – Bilanz und Neustart.* Verfügbar unter: https://www.sciencemediacenter.de/alle-angebote/investigative/details/news/mindestmengen-im-krankenhaus-bilanz-und-neustart/ (11.07.2023).

o. A. (2023). Verband der Ersatzkassen. *Mindestmengen.* Verfügbar unter: https://www.vdek.com/presse/glossar_gesundheitswesen/mindestmengen_krankenhaus.html#:~:text=Mindestmengen%20definieren%20f%C3%BCr%20Krankenh%C3%A4user%20eine,ohne%20die%20n%C3%B6tige%20Erfahrung%20erbringt. (28.06.2023).

Osterloh, F. (2022). *Neue Mindestmengen: Weitreichende Auswirkungen.* Verfügbar unter: https://www.aerzteblatt.de/archiv/224240/Neue-Mindestmengen-Weitreichende-Auswirkungen (29.06.2023).

Radtke, R. (2023). *Statista. Anzahl der Krankenhäuser in Deutschland bis 2021.* Verfügbar unter: https://de.statista.com/statistik/daten/studie/2617/umfrage/anzahl-der-krankenhaeuser-in-deutschland-seit-2000/#:~:text=Die%20Zahl%20der%20Kliniken%20und,Bundesamt%20aktuell%20noch%201.887%20Kliniken (08.07.2023).

Schlüchtermann, J. (2016). *Betriebswirtschaft und Management im Krankenhaus - Grundlagen und Praxis* (2. Auflage). Berlin: MWV Medizinisch Wissenschaftliche Verlagsgesellschaft mbH & Co. KG.